DE LA POSSIBILITÉ D'ÉTABLIR

EN BÉARN

UNE CURE AUX RAISINS

PAR

Ed. CAZENAVE de LA ROCHE

D. M. P.

MEMBRE DE LA SOCIÉTÉ MÉTÉOROLOGIQUE DE FRANCE, ETC.

MÉDECIN AUX EAUX-BONNES.

PAU,
IMPRIMERIE DE E. VIGNANCOUR.
—
1866.

DE LA POSSIBILITÉ D'ÉTABLIR

EN BÉARN

UNE CURE AUX RAISINS

PAR

Ed. CAZENAVE de la ROCHE

D. M. P.

MEMBRE DE LA SOCIETÉ MÉTÉOROLOGIQUE DE FRANCE, ETC.

MÉDECIN AUX EAUX-BONNES.

PAU,
IMPRIMERIE DE E. VIGNANCOUR.
—
1866.

C'est plus particulièrement à mes
confrères de la ville de Pau et du départe-
ment des Basses-Pyrénées que j'adresse
cet opuscule. Pénétrés, comme moi, de
la portée thérapeutique de la Cure aux
Raisins, ils s'empresseront, je n'en doute
pas, d'accréditer et d'étendre en Béarn
une méthode de traitement qui, tout en
rendant d'incontestables services aux
malades, peut devenir un jour une nou-
velle source de prospérité pour notre
beau pays.

DE LA POSSIBILITÉ D'ÉTABLIR

EN BÉARN

UNE CURE AUX RAISINS.

———✦———

I.

Un de nos agrégés les plus distingués de
la Faculté de Paris, M. le Dr Verneuil, disait
dernièrement au Congrès de Bordeaux : « Nous
» autres français, nous jetons dans le monde
» des torrens d'ébauches et de matériaux ;
» d'autres peuples s'emparent des objets sortis
» imparfaits de nos mains, les liment, les
» polissent et les achèvent. » C'était plus par-

ticulièrement à l'adresse de l'Allemagne que notre honorable confrère dirigeait cette flatteuse allusion ; et il avait raison. Seulement, il aurait pu ajouter que nos voisins d'outre-Rhin ne se renferment pas toujours dans le rôle modeste et secondaire de perfectionneurs, et qu'ils prennent parfois l'initiative, notamment dans une série d'heureuses innovations diététiques et hygiéniques. Sans parler en effet des belles recherches dont l'histologie, la physiogie expérimentale et la pathogénie sont redevables aux allemands, n'ont-ils pas acquis un droit incontestable de priorité en climatologie, cette branche des sciences naturelles née d'hier pour nous, déjà vieille pour eux? N'est-ce pas à un paysan de Silésie que revient l'honneur de l'hydrothérapie? N'est-ce pas le Dr Czermark, un allemand aussi, qui le premier nous a initié à la laryngoscopie? Et l'analyse spectrale, ce prodigieux moyen d'investigation, n'en devons nous pas en partie la découverte à l'Allemagne? (MM. Krichoff et Bunsen). L'homœopathie même, dont je suis certes bien loin de partager les doctrines erronées, ne vient-elle pas témoigner en faveur de l'esprit d'initiative germanique? Enfin la cure au Petit-lait, et la cure aux Raisins usitées depuis longues années en Allemagne et en Suisse, et que nous ne connaissons que par ouï-dire, ne figurent-elles pas au nombre des conquêtes dont s'est enrichi l'art de guérir? C'est de ce dernier mode de traitement et de la possibilité de l'introduire en Béarn que je me propose de m'occuper dans ce travail.

N'est-il pas, en effet, bien étrange et réellement affligeant pour notre amour-propre national de voir chaque année à l'époque des vendanges, des milliers de malades gagner de tous les points de l'Europe la brumeuse Allemagne, pour aller demander aux vignes du Rhin, du Tyrol et de la Suisse un produit végétal que la nature a prodigué à la France avec une merveilleuse libéralité? Nous comprendrions cet engouement germanique s'il était justifié par une supériorité reconnue dans le choix et la variété des cépages, qui donneraient aux raisins allemands des vertus thérapeutiques spéciales; mais, comme je le démontrerai plus tard, il est loin d'en être ainsi. La réputation de la cure aux raisins allemands, comme bien d'autres réputations en ce bas monde, repose moins sur des titres réels que sur la mode. Et, il faut bien l'avouer, notre insouciance lui donne raison. Ainsi, non-seulement nous possédons en Roussillon, en Béarn, dans le Bordelais, en Bourgogne, les premiers raisins du monde, mais encore le Midi de la France jouit de conditions climatériques exceptionnelles. Or, tout le monde sait le rôle important que joue le climat dans une cure en général. D'ailleurs cet esprit de routine qui nous retient dans l'ornière du passé, je dirai même cette défiance instinctive que nous manifestons pour toute innovation, se révèlent sous leur triste jour dans la manière dont sont organisés nos établissements thermaux. Comparez-les à ceux de l'Allemagne. Notre fibre nationale ne se sent-elle pas douloureusement atteinte, lorsque nous parcourons cette multitude de stations thermales dont s'énorgueillissent à juste titre les duchés de Nassau, de Bade, la Bavière; quand nous sommes obligés de reconnaître l'intelligence et l'ingénieuse habileté qui ont présidé à l'installation et à l'aménagement des sources? Là, tout est prévu, tout est disposé en vue des besoins de la maladie et des exigences du plaisir. Le moindre filet d'eau soupçonné minéral est immédiatement pourvu d'un arsenal balnéatoire complet. Et cependant

toutes ces sources minérales tant vantées, si
courues, peuvent-elles rivaliser sous le rap-
port de la richesse de leurs principes minéralisateurs et de leurs applications thérapeutiques avec nos sources des Pyrénées, de
l'Auvergne, du Bourbonnais? Car, il faut bien
que l'Allemagne le confesse, à l'exception de
cinq ou six de ses stations thermales, parmi
lesquelles je citerai Ems, Carlsbad, Kissingen,
Schlangenbad et Kreusnach, elle ne peut avoir
la prétention de considérer les autres comme
des agents modificateurs sérieux et susceptibles
de rectifier un état diathésique, de combattre
une affection chronique ou de débarrasser l'organisme d'un élément morbide grave. Tous ces
établissements tels que Bade, Hambourg et
autres, ne sont-ils pas plutôt des stations de
plaisir ou des rendez-vous diplomatiques? On
le voit donc, les Allemands ont eu l'habileté
d'orner d'un beau cadre une toile médiocre;
la nôtre vaut mieux, mais le cadre nous
manque.

Ce n'est pas seulement l'installation des établissements thermaux et le mode d'aménagement des sources minérales que nous devrions
emprunter à l'Allemagne et à la Suisse. Il est
encore un moyen diététique fort en vogue en

Bavière et dans les vallées Alpestres du Tyrol
et de la Suisse, dont nous ne soupçonnons
en France ni l'existence, ni même la possibilité. Je veux parler des *Stations d'Été*, c'est-
à-dire de ces résidences qui par la fraîcheur
de leur température, la salubrité et la légèreté de leur atmosphère, la beauté des sites,
et le comfort qu'on y trouve, peuvent offrir
aux malades un refuge précieux contre les
accablantes chaleurs de l'été. Est-il une contrée plus merveilleusement privilégiée de la
nature, plus heureusement disposée pour ces
cures d'air que les fraîches et ombreuses vallées des Pyrénées? Sans vouloir en aucune
façon diminuer les avantages hygiéniques des
stations d'été alpestres, je crois être en droit
d'affirmer que les vallées de Luz, d'Argelès,
d'Ossau, d'Aspe et de Baretous, peuvent ai-
sément rivaliser pour la magnificence du pay-
sage et la salubrité du climat, avec celles du
Tyrol et de la Suisse, et que des stations
disséminées dans ces délicieuses contrées
pourraient offrir aux malades au sortir de leur
cure minérale, des avantages non moins ap-
préciables. — Ces résidences une fois établies, on pourrait, à l'exemple des Allemands,
en augmenter l'importance hygiénique, en

mettant à profit les belles chûtes d'eau qui
coulent au sein de cette riche nature dans
leur majestueuse inutilité. De quels magnifiques établissements hydrothérapiques ne pour-
rait-on, en effet, doter les délicieuses stations
de Luz et d'Argelès dans les Hautes-Pyrénées,
Bielle et Louvie dans la vallée d'Ossau, Saint-
Christau, et surtout ce charmant petit village
de Cambo, si injustement délaissé, dont les
blanches maisons et les magnifiques ombrages
se réflètent mélancoliquement dans les eaux
calmes et profondes de la Nive! Avec une telle
richesse de moyens d'actions, on conçoit sur
quelle vaste échelle on pourrait pratiquer l'hydrothérapie, en appliquer les différents pro-
cédés, tels que bains froids et chauds, bains
d'immersion, d'affusion, douches variées,
étuves Russes et Mauresques, et cela avec
d'autant plus de succès et de sécurité que
l'on trouverait dans les effets stimulants et toniques d'une atmosphère vivifiante un adjuvant
efficace et constant. Que des stations d'été s'or-
ganisent dans nos fraîches vallées, que des
établissements hydrothérapiques inconnus jusqu'à ce jour dans les Pyrénées s'y élèvent, et
notre beau pays déjà triplement fier de son
climat, de ses eaux minérales et de ses bains

de l'Océan, n'aura plus rien à envier à l'Allemagne.

J'aborde la question de la Cure aux Raisins, but principal de cette étude.

II.

En publiant ce travail, mon seul but est de démontrer la possibilité d'établir en Béarn, comme en Allemagne et en Suisse, des stations pour la cure aux raisins, et de faire ressortir le précieux avantage qu'il y aurait pour le malade à pouvoir, après une cure thermale dans les Pyrénées, suivre sans entreprendre un long et pénible voyage, ce mode de médication. J'écarterai donc, autant que mon sujet me le permettra, la question purement doctrinale pour m'attacher au côté exclusivement pratique.

On entend par cure aux raisins l'usage méthodique de ce produit végétal, combiné avec un régime diététique approprié à la constitution de l'individu, et au genre de maladie que l'on se propose de combattre.

Comme la cure au petit-lait, ce genre de traitement n'est pas une création moderne ; on peut dire qu'il est renouvelé des Grecs : car Dioscoride, signalait déjà dans ses écrits les propriétés médicales du raisin. Pline l'ancien mentionnait également les maladies dans lesquelles le raisin est appelé à rendre des services. Après eux le silence se fait sur cette question ; ce n'est que quelques siècles plus tard que l'Allemagne trouve l'idée bonne, et, fidèle à ses instincts d'application, s'empresse de la faire fructifier. Patronée par des hommes de mérite tels que Lersch, Aug. Schulze, Kauffmann et Hirsch, en Allemagne, Curchod en Suisse, cette donnée thérapeutique ne pouvait manquer de faire rapidement fortune. Aussi vit-on s'établir en peu de temps dans toutes les régions vinicoles de l'Allemagne et de la Suisse, telles que les bords du Rhin, la Bavière, le Hartz, le Tyrol, le canton de Vaud, des stations pour la Traubenkur (cure au raisin). C'est à mon honorable ami M. le Dr Carrière que revient le mérite d'avoir le premier vulgarisé en France ce mode de traitement qui malheureusement y attend encore son application.

Le Béarn par la qualité de ses raisins,

2

la variété de ses cépages, et la nature de
son climat peut-il ainsi que les provinces
Rhénanes et la Suisse prétendre à devenir
aussi un centre de station pour la cure aux
raisins? Mieux que tout autre argument, un
rapide tableau comparatif des ressources
ampelographiques dont dispose chacune de
ces contrées vinicoles, et des conditions
climatériques qui les régissent, nous édifiera
à cet égard.

Au sein des belles et larges vallées que
sillonne le Rhin de son cours majestueux,
sur ces bords couronnés de ruines, où la
poésie d'un passé légendaire s'unit à l'im-
posante majesté d'une nature grandiose,
croissent de nombreux vignobles aux crus
renommés. Sur les croupes arrondies du Harz,
dans les plaines volcaniques de la Bavière
et sur les versants méridionaux des Alpes
Tyroliennes, mûrissent également des cépages
estimés. Durckeim, Gleisweiler, Kreusnach,
Neustadt, Bingen, Rudesheim, Meran, telles
sont les principales localités qui voient chaque
automne accourir une nombreuse clientèle
de malades pour la *Traubenkur*. La variété
de raisin la plus répandue en Allemagne, et
je puis dire exclusivement employée dans ce

mode de traitement , est le *Gutedel*. C'est un chasselas blanc qui, tout en conservant les caractères propres à son espèce , est désigné suivant les localités où il est cultivé sous les noms de *Kœnig's Gutedel*, *Pariser Gutedel*, *Krach Gutedel* , *Osterreicher* (Autrichien), etc. Ses signes distinctifs sont les suivants : Raisin long , à grains inégaux et serrés , à pedoncule gros et flexible , à pellicule épaisse et croquante sous la dent, à pulpe charnue et à saveur douce et sucrée. Nous le retrouverons dans le canton de Vaud, sous le nom de *Fendant* , et sur nos coteaux de Jurançon et de Gan , dans ces belles grappes dorées appelées également *Chasselas* et qui , au milieu de ce beau pays , mûrissent sous l'action naturelle et libre d'un soleil brûlant. Le Béarn possède encore le *Sauvignon* qui a la peau fine , un peu briquetée, le goût musqué et aromatique ; il a aussi le *Crouchen* (Cruchen), un des meilleurs raisins de table qui puise dans les rayons du soleil des principes toniques et analeptiques susceptibles de rendre la vigueur aux constitutions affaiblies et aux natures étiolées. Moins favorisée par le climat, l'Allemagne au contraire , pour pouvoir suppléer à la faible

intensité de ses rayons solaires , est obligée
d'avoir recours à des moyens artificiels ana-
logues à ceux que l'on met en pratique dans
les vignobles de Tomery et de Fontainebleau,
c'est-à-dire à la concentration des rayons
calorifiques à l'aide de réflecteurs habilement
disposés. Dans la vaste portion continentale
qui s'étend entre le cours supérieur du Rhin
et les pentes alpestres qui limitent l'Allemagne du côté de l'Italie , les étés sont
courts , tardifs et souvent traversés par des
pluies torrentielles ; de telles conditions météorologiques , en maintenant le thermomètre
à un degré d'infériorité relative doivent naturellement enrayer le travail de maturité du
raisin. On m'a même cité des années où
dans certaines parties du continent allemand
la vendange n'avait pu être faite, faute de
maturité. Je dois pourtant faire remarquer
que les automnes en revanche y sont beaux
et se prolongent habituellement jusqu'en no-
vembre ; mais dans ces brumeuses régions,
il n'en est pas comme dans nos climats
méridionaux. Parvenu au deuxième équinoxe
le soleil a déjà perdu une grande partie de
sa puissance calorifique, et ses faibles rayons
ne sauraient remplacer l'influence maturative

des chaudes et longues journées du mois
d'août. Plus privilégié Meran dans le Tyrol,
doit à sa situation plus méridionale, et à
l'heureuse orientation de ses coteaux, des
vignobles justement renommés dont le fruit
moins acide, et d'une saccarisation plus
élevée l'emporte sur les autres cépages allemands. Et encore, est-ce bien le climat qui
donne au raisin Tyrolien sa supériorité? ne
serait-ce pas plutôt à son origine italienne
qu'il en serait redevable? Réservant pour la
fin de cette note l'étude des propriétés physiologiques et des applications thérapeutiques
des raisins, je passe aux stations de la Suisse.

Sur la rive droite de ce magnifique épan-
chement lacustre qu'on nomme le Leman ou
lac de Genève, et qu'entourent au midi, au
nord et à l'est les rampes gigantesques des
Alpes Helvétiques, se déroule en ondulations
gracieusement ménagées depuis Genève jusqu'à
Villeneuve une zone de coteaux étagés, couverts
de vignobles merveilleusement cultivés que
le soleil baigne de ses rayons fécondants.
Une trentaine de petites villes ou de villages
reliés entr'eux par des groupes de cottages
et de rustiques châlets miroitent dans les
eaux limpides du lac. Avec quelle émotion

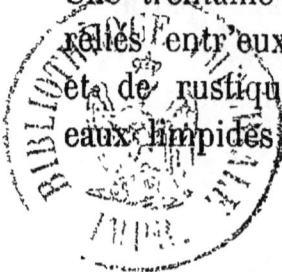

le voyageur ne parcourt-il pas les frais ombrages de Coppet, de Clarens, ou les sombres voutes du château de Chillon! Quels souvenirs n'éveille pas dans son âme la vue de ces lieux qu'immortalisa le génie de Jean-Jacques, de Madame de Stael, et de Byron? Pour nous que des considérations moins poétiques inspirent, nous nous bornerons à étudier les vignobles si connus de *Vevay* , *Montreux et Aigle* , stations les plus suivies en Suisse pour la cure aux raisins.

Toute la bande de terrain qui forme la rive droite du Leman, est exclusivement réservée à la culture de la vigne. Des couches de marne ou l'argile s'unit au calcaire et des amas de sable siliceux forment sa constitution géologique. Le long de la ligne littorale du lac, apparaissent çà et là des débris de roches, comme il en existe généralement sur les parties latérales et au pied des grands glaciers. Ces *Moraines* furent jadis charriées par le grand glacier du Rhône, qui, aux premiers temps géologiques, s'étendait comme un immense linceul sur une nature morne et silencieuse, aujourd'hui riante et animée. Dans le canton de Vaud comme en Allemagne, la variété de raisin réservé à la cure est un chasselas blanc

appelé *Fendant*, ainsi nommé parce que le
grain se fend sans laisser écouler son jus,
quand on le presse entre les doigts. Ses
caractères physiques sont ceux du *Gutedel*;
mais il s'en éloigne par une acidité moindre
et une saccarisation plus marquée, conséquence naturelle d'un sol plus sec et d'un
climat plus chaud. Aussi offre-t-il une simili-
tude complète avec notre croquant (crouchen).
On cultive en outre en Suisse une deuxième variété de raisin qui appartient à la
classe des *non Fendants*, et qui par ses
caractères physiques. la nature de ses principes minéralisateurs et ses propriétés physiologiques, trouve son analogue dans l'espèce
que nous désignons en Béarn sous le nom
assez expressif de *Cagarous*. C'est la *Clairette*
de Vevay et de Montreux (le Riessling des
Allemands). Quant aux raisins rouges, il n'en
existe pas en Suisse, du moins dans le
canton de Vaud; les trois seuls crus renommés
dans cette contrée, l'Ivorne, la Côte et le
Lavaux étant des vins blancs.

Si maintenant nous comparons, sous le rap-
port de leur composition chimique, les trois
variétés de cépages réservées en Allemagne
et en Suisse pour la cure aux Raisins, c'est-

à-dire le Gutedel ou Autrichien, le Fendant Suisse et la Clairette, nous trouvons (1) que sur 1,000 parties de moût, le Fendant contient 122,105 de sucre, 3,501 d'acide, 9,143 de gomme, et 15,427 d'albumine, tandis que le Gutedel et la Clairette donnent les chiffres correspondants suivants :

$$\textit{Sucre} \begin{cases} 130,985 \\ 140,720 \end{cases} \textit{Acide} \begin{cases} 3,908 \\ 6,640 \end{cases} \textit{Gomme} \begin{cases} 6,910 \\ 4.963 \end{cases} \textit{Albumine} \begin{cases} 17,142 \\ 15,300^{(2)} \end{cases}$$

Il ressort de ce tableau que, si le Gutedel et la Clairette sont plus riches en sucre et en acide que le Fendant Suisse, ils contiennent en revanche moins d'albumine et de Gomme — résultat en concordance avec leur action physiologique — quant à l'oxyde de fer et au tannin dont nos cépages Béarnais sont, ainsi que nous le verrons tout à l'heure, si abondamment pourvus, les trois espèces ci-dessus indiquées n'en renferment que des traces.

Les ressources ampelographiques dont l'Allemagne et la Suisse peuvent disposer póur la cure aux raisins étant actuellement bien établies, jetons un coup-d'œil sur les cépages cultivés en Béarn et examinons si le raisin

(1) Dr Herberger.
(2) Dr Walz.

Béarnais n'a pas lui aussi comme le raisin d'outre-Rhin, qualité pour jouer un rôle thérapeutique.

III.

Sur la rive gauche du Gave de Pau, se dresse de l'Est à l'Ouest dans une étendue de quelques milles une chaîne de verdoyantes collines, gracieusement étagées qui sont comme les premiers gradins du magnifique amphithéâtre que couronnent les cîmes neigeuses des Pyrénées. Ce système de coteaux repose sur un vaste plateau calcaire dont les stratifications généralement obliques occupent toute l'étendue du bassin sub-Pyrénéen. Malgré les caractères éminemment variés que présente leur constitution géologique, et qui résultent du mélange de débris détritiques qui dut naturellement se produire aux premiers âges de la terre, sous l'influence des éboulements que l'infiltration des eaux pluviales entraînait au sein de ces terres encore mobiles et sans fixité, il est pourtan facile de reconnaître que le sol de ces collines appartient aux terrains argilo-silico-calcaire. Cette zône de coteaux se trouve traversée dans l'étendue de son développement par des gorges et des vallées irrégulièrement percées, dont la formation remonte aux nombreux mouvements de terrain qui signalèrent le grand soulèvement des Pyrénées. Ces brisures et ces dédoublements de système eurent pour conséquence naturelle de multiplier les plâteaux et les versants, circonstance géologique que l'agriculture devait mettre un jour à profit pour le développement et la prospérité des riches vignobles qui s'étalent aujourd'hui sur les coteaux de Jurançon, de Gan, de Saint-Faust et de Gelos.

Ce faits établis, jetons un coup-d'œil sur la composition chimique du sol des vignobles béarnais. De toutes les causes susceptibles d'exercer une influence directe sur les qualités de la vigne et partant du raisin, elle est la plus puissante.

Il ressort du tableau publié par M. Victor Rendu (1), sur les principes chimiques contenus dans la couche arable des coteaux de Jurançon,

(1) Ampélographie Française, Paris, 1837.

les données suivantes ; sur 100 parties on
trouve :

Oxyde de fer.................	11,013
Alumine....................	3,045
Magnésie...................	0,079
Silice soluble..............	0,032
Acide phosphorique........	0,085
Potasse et soude...........	0,078
Carbonate chaux...........	7,004
Matières organiques........	9,081
Résidu...................	

Rapprochant ces résultats analytiques de
ceux qu'accuse l'étude chimique du sol de
Durckeim, dans le Haadrt, qui est, on le
sait, un des premiers vignobles de l'Allemagne, nous trouvons que sur 100 parties
le principe ferrugineux ne figure dans le
sol allemand que pour 1,16. — Quant aux
autres vignobles allemands et suisses, nous
avons déjà vu plus haut que l'oxyde de fer
n'y existait qu'à l'état de traces. Or, comme
l'observation démontre que la valeur d'un
cépage est d'autant plus grande que le sol
sur lequel il est cultivé est plus riche en fer,
un premier avantage reste donc acquis aux
vignobles béarnais sur les vignobles allemands
et suisses.

Le sol par ses qualités physiques peut également exercer sur le raisin une influence modificatrice. Ainsi il est des terres dites lourdes et des terres légères. Certains terrains sont plus aptes que d'autres à recevoir et à retenir l'humidité. Les vignobles de Jurançon et de Gan sont loin de présenter la lourdeur des terres marneuses du canton de Vaud, ou la sécheresse du sol arénacé et jaunâtre des vignobles allemands. Ce sont plutôt des terres douées d'une certaine légèreté, qui gardent d'autant moins d'humidité que la rapidité de leurs pentes en favorise l'écoulement; aussi les cépages de la côte béarnaise donnent-ils généralement des raisins riches en sucre et accusant un faible degré d'acidité.

A l'appui de l'influence que la constitution géologique du sol exerce sur les qualités du raisin, qu'il me soit permis de citer un fait qui concerne la fameuse vigne de *Gaye* sur les coteaux de Gan. Son ancien propriétaire eût un jour l'idée de s'assurer si la supériorité de ce vin jadis exclusivement destiné aux Demoiselles de France dépendait réellement de la nature siliceuse du terrain. A cet effet il fit enlever les nombreux fragments de silex quartzeux qui couvraient la surface

du sol, et les fit réunir en un grand tas.
L'année suivante, le vin ne ressemblait en
rien à celui des années précédentes. Il s'empressa de faire replacer les cailloux de silex
dans leur position primitive, et le vin retrouva ses qualités premières.

Enfin au nombre des causes susceptibles
d'être prises en considération comme pouvant
agir sur le développement et les qualités de
la vigne et de son fruit, nous citerons l'orientation et le climat.

L'exposition méridionale est reconnue la
plus favorable. Telle est, on le sait, l'orientation qui domine généralement dans nos
vignobles. Plusieurs crus allemands reçoivent
les influences orientales habituellement sèches
et froides. — Plus favorisés, les cépages de
de Vevay, Montreux et Vernex déjà abrités
du Nord par une ceinture de hautes montagnes, mûrissent sous les tièdes haleines du
Midi. Placé sous un degré de latitude qui lui
assure une somme de calorique suffisante
pour mener à bonne fin la maturation du
raisin, le Béarn jouit d'un climat dont la
chaleur et la sécheresse naturelles se trouvent
providentiellement tempérées par les effluves
humides qui lui arrivent du littoral Océanien.

Ces conditions météorologiques sont d'autant plus précieuses qu'il est reconnu qu'un climat trop chaud et trop sec est tout aussi défavorable à la vigne qu'un climat trop humide et trop froid.

Maintenant comparons les cépages Béarnais avec ceux d'Allemagne et de Suisse. — On se rappelle que le choix de ces derniers pour la cure aux Raisins, est extrêmement restreint parce qu'il se réduit au *Gutedel* ou *Autrichien*, sur les bords du Rhin, et au *Fendant* et à la *Clairette*, sur le lac de Genève.

Plus privilégiés, les coteaux de Jurançon et de Gan offrent une collection de cépages des plus variés. Sans parler des raisins de vendange, je choisirai dans la catégorie des raisins alimentaires ceux qui par leurs propriétés physiologiques sont susceptibles d'applications thérapeutiques. Parmi les raisins blancs, se trouve :

1° Le *Sauvignon*, espèce hâtive, à peau épaisse, à saveur sucrée et parfumée. Il est riche en sucre et renferme une certaine quantité de tannin. Aussi est-il tonique et légèrement astringent.

2° Le *Croquant* (*Crouchen*), moins hâtif que le sauvignon, à peau plus fine, croquant sous la dent, moins sucré, et moins parfumé, saveur légèrement atramentaire, dûe sans nul doute à la quantité de fer et de tannin qu'il contient; son action est tonique, et ses effets astringents.

3° *Dource*, c'est un raisin doré, ayant la peau un peu épaisse et un peu amère. Il rappelle par sa saveur fraîche et acidulée les fruits juteux, tels que la cerise et la pêche. Il renferme indubitablement une notable quantité d'acides végétaux libres. Aussi est-il rafraîchissant.

4° *Blanc-Madame*. Il est plus fade que le précédent. Son action légèrement laxative dénote la présence d'une quantité relativement plus élevée de sels de magnésie dans son jus.

5° Je citerai encore le *Petit-Mansenc blanc* qui fournit le meilleur vin blanc de Jurançon. Sa pulpe est ferme, sa peau épaisse et sa saveur légèrement piquante. Il est rafraîchissant, et devient laxatif à haute dose.

Parmi les raisins rouges, je signalerai en première ligne : 1° Le *Bouchy*, raisin à saveur sucrée et parfumée. Il est riche en fer et en tannin. Aussi-est-il tonique et astringent comme tous les raisins rouges en général.

2° L'*Arrouyat*, moins sucré, mais non moins

estimé ; il forme avec le *Bouchy* les deux cépages dominants dans le fameux vignoble de Gaye ; comme le précédent il est donc d'une action reconstituante.

3° Le *Tannat*, à grains plus gros et croquant sous la dent, c'est un fendant rouge très-tonique et très-astringent.

N'ayant pas la prétention de donner ici un traité complet de viticulture, surtout dans ce moment où mon ami Monsieur Dejernon, va livrer au public Béarnais le fruit de ses longues et laborieuses recherches sur cet intéressant sujet, je ne pousserai pas plus avant cet inventaire ampelographique. Tout restreint qu'il est il suffira pour faire apprécier la latitude thérapeutique que le médecin pourra trouver dans cette riche collection de cépages qui mûrissent sur les côteaux de Jurançon et de Gan, et dont les nombreuses propriétés physiologiques lui permettront de remplir les indications médicales les plus variées. En Allemagne, en Suisse, au contraire, où le choix des cépages affectés à la cure est très-limité, non seulement le cadre des états morbides susceptibles d'être combattus par ce moyen diététique est forcément circonscrit, mais cette pénurie dans le choix des raisins oblige parfois le malade à recourir à des moyens pharmaceutiques tels que des purgatifs, pour atténuer l'action trop énergique de la seule espèce de raisin qu'il ait à sa disposition.

Ici se présenterait dans l'ordre rationnel des idées le moment d'envisager la cure aux raisins dans ses applications thérapeutiques; mais le cadre restreint d'une simple note ne me permet pas d'entrer dans de grands développements; d'ailleurs cette partie de mon sujet a déjà été traitée *ex-professo* par les auteurs allemands et récemment en France par MM. Carrière (1) et Herpin (de Metz) (2); je me bornerai donc à donner un aperçu sommaire des principaux états morbides dans lesquels le raisin est plus particulièrement indiqué.

Considéré dans l'ensemble de ses effets physiologiques, le jus de raisin, par les substances peu azotées, albuminoïdes et respiratoires qui entrent dans sa composition chimique constitue un agent de nutrition, par conséquent un reconstituant de l'organisme.

Par les alcalis et les sels minéraux qu'il renferme, il alcalinise le sang, et le fluidifie;

(1) Cures au petit-lait et au raisin (1860), Carrière.
(2) Du Raisin et de ses applications thérapeutiques (1865), Herpin (de Metz).

et agit donc à la façon d'une eau minérale.
(Vichy, Tœplitz, Contrexeville, etc.)

Enfin par l'eau qu'il contient, il facilite
et suractive les fonctions de sécrétion et
d'excrétion.

De la connaissance de la composition chimique du jus de raisin à ses applications
médicales la transition est facile.

La cure aux raisins sera donc indiquée :

1° Dans la chlorose, la chloro-anémie dans
les convalescences lentes, et généralement
dans tous les cas où il sera nécessaire de
réveiller et de remonter la vitalité languis-
sante de l'organisme ;

2° Dans toutes les affections fonctionnelles
de l'appareil digestif, dans les anorexies, et
principalement dans les dyspepsies. C'est en
effet aux personnes affectées de cette dernière
maladie, « pauvres âmes en peine, envahies
par une tristesse permanente, qui ne savent
comment trouver un remède à leurs maux »
(Carriere) (1) que le raisin rendra d'incontestables services. Par son action chimique
sur le sang, le jus de raisin pourra faire
cesser ces exhalations sanguines de l'estomac

(1) Ouv. cit. Page 160.

(hématemèses) souvent si opiniâtres , ces dyssenteries désespérantes qui minent lentement les forces du malade , et enfin pour la même raison, il pourra être d'une heureuse application dans les hémorroïdes. Mais c'est surtout dans les affections du foie (engorgement, ictère, coliques biliaires , calculs hepatiques) que les effets thérapeutiques de la cure aux raisins se révèleront sous un jour vraiment merveilleux , et l'emporteront sur l'action souvent impuissante des eaux de Carlsbad, Marienbad , Kissingen et même Vichy. Par ses propriétés fondantes le jus de raisin amènera la résolution des hypertrophies de la rate, consécutives aux fièvres intermittentes rebelles. Le raisin agirait ici de la même façon que l'eau de *Rohitsh* en Styrie , si efficace dans ce genre de maladies. Enfin il réussira presqu'infailliblement dans les cas de diarrhée chronique (Ruhr) ainsi que Pringle le premier l'a observé.

L'efficacité médicale du jus de raisin n'est pas moins évidente dans les affections des organes genito-urinaires. Sous l'influence de cette diète végétale et peu azotée, l'urine devient alcaline et se dépouille de son urée qui est entraînée au dehors. Aussi les graveleux en retireront-ils plus particulièrement de bons effets. On pourra même dans ce cas-ci associer l'eau de Vichy au jus de raisin sans avoir à craindre une incompatibilité dans les effets, ou neutralisation de l'un de ces agents par l'autre. Les récentes recherches de M. Mialhe nous ont en effet démontré que certains acides végétaux contenus dans les fruits (cerises, raisins) tels que les acide acétique, citrique, malique et tartrique se trouvent détruits au sein de l'organisme et transformés en bicarbonates alcalins (1). L'observation clinique se trouve donc ainsi d'accord avec la chimie. Au même titre que les graveleux, les rhumatismants et les goutteux pourront également faire la cure avec avantage.

Presque tous les auteurs sont unanimes pour conseiller le jus de raisin dans la tuberculose et principalement à la première période : les uns poussent l'enthousiasme jusqu'à le considérer comme un spécifique de cette redoutable maladie ; d'autres, et je suis du nombre, rangent la cure aux raisins dans la catégorie des moyens prophylactiques et

(1) De la destruction des acides organiques dans l'économie animale envisagée au point de vue du régime à suivre à Vichy. Mialhe.

purement diététiques. Par la petite quantité d'azote qu'il renferme, et par les sels dont il est chargé, le jus de raisin offre une analogie à peu près complète avec le petit lait. Il constitue donc comme lui un remède anti-dyscrasique et à ce titre-là il peut exercer une action favorable au début de la tuberculose, soit en rectifiant la crase du sang, source première où s'élabore le produit neoplastique, soit en apaisant la fièvre, en calmant la toux, en diminuant l'expectoration et les transpirations, soit enfin en remontant l'organisme. Sans suivre exactement la même voie que le petit-lait, le jus de raisin arrive par le fait au même résultat. N'est-on pas frappé de l'analogie qui règne entre le mode d'action du jus du raisin et celui des eaux d'Ems et du Mont-Dore ?

Je n'insisterai pas plus longtemps.

Un mot maintenant sur le mode de traitement et sur le régime à suivre pendant la cure.

Le malade peut commencer la cure sans préparation préalable. La meilleure saison pour faire la cure s'étend de la fin d'août à la fin de septembre, et dans le Midi du 15 septembre jusqu'au 15 octobre. La quantité de raisin à prendre sera subordonnée à la constitution de l'individu et à la nature de sa

maladie. La durée de la cure variera entre
4 et 6 semaines. L'espèce de raisin que
devra prendre le malade dépendra du genre
de lésion qu'on aura à combattre ; le médecin
seul pourra donc l'indiquer. La quantité quo-
tidienne de raisin prescrite sera départie en
trois portions suivant l'heure du repas. La
première avant le déjeûner ; la deuxième,
avant le dîner, et la troisième, avant la
collation du soir. L'exercice pendant la cure
est une condition indispensable à sa réussite.
Aussi le malade devra-t-il, autant que ses
forces et le temps le permettront, se rendre
à pied aux vignes, et cueillir lui même les
raisins, surtout quand la rosée du matin perle
encore sur les grappes. Il devra éviter d'avaler
la peau et rejeter les pepins.

Le régime joue un rôle très-important dans
la cure aux raisins. C'est de lui, on peut le
dire, que dépend le succès ou l'insuccès de
la médication. En principe, toute substance
azotée doit être naturellement bannie, comme
de nature à neutraliser le but que l'on se
propose d'atteindre. Les aliments farineux
(Mehlspeim), si en usage sur les bords du
Rhin, les substance grasses, le lait, les lé-
gumes à pellicule dure et à parenchyme sec,
les pommes de terre, les choux doivent être

également proscrits comme susceptibles d'embarrasser les voies digestives, d'y produire des flatuosités et des acidités.

Le pain doit être blanc et de premier choix. Sans se soumettre au genre de vie d'anachorète que le Dr Schulze prescrit (1), il faut néanmoins suivre une diète légère, rafraîchissante, plus spécialement composée de pain, d'eau, de fruits, de viandes blanches, de poissons d'eau douce, le tout en très-petite quantité : éviter toute cause d'émotion et d'ébranlement du système nerveux.

Si la cure aux raisins n'exige pas de préparation préalable, il n'en saurait être de même pour les premiers temps qui suivront la suspension de la cure. On comprend, en effet, que l'organisme qui vient d'être soumis pendant un laps de temps assez long à un régime aussi sévère et par le fait aussi débilitant, ne pourrait sans danger passer de cette sorte de repos fonctionnel à son activité première, sans transition. Il y aura donc des ménagements à prendre et des précautions à observer.

Je terminerai cette étude en engageant vivement nos compatriotes à imiter nos voisins

(1) Die Weintraubenkur.

d'Outre-Rhin, en utilisant au profit des malades et de leur propre pays un agent diététique que la nature leur a si largement départi. Que l'on ne croie pas que pour atteindre ce but il faille se livrer à de grandes dépenses d'installation, construire un établissement, par exemple. La nature en a fait tous les frais. C'est la vigne. « Allez à la vigne et mangez des raisins frais », conseille le dicton méridional aux maigres et convalescents; toute l'indication en fait d'aménagement est là.

Que l'on s'attache donc à cultiver et à multiplier dans nos vignobles les cépages que leurs propriétés physiologiques désignent plus particulièrement pour la cure aux Raisins; que l'on facilite l'accès de ces vignobles aux malades, soit par le percement ou le bon entretien des chemins qui y conduisent, soit par la construction de petits châlets confortables où les étrangers pourraient résider pendant l'automne, époque de l'année où le séjour des villes n'est jamais très-sain, et le Béarn ne tardera pas à voir affluer dans ses belles campagnes une partie de la clientèle qui se porte chaque saison sur les bords du Rhin et sur le lac de Genève.

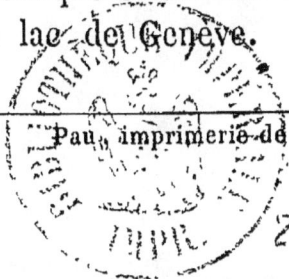

Pau, imprimerie de E. Vignancour.

OUVRAGES DU MÊME AUTEUR.

De la Paralysie Générale des Aliénés, in-8º, 1848.

Études sur quelques formes des Maladies Mentales, in-8º, 1853.

Recherches Cliniques sur les Eaux-Bonnes, br. in-8º, 1854.

Appréciation Climatérique de la Ville de Pau, br. in-8º, 1855.

De l'Action Thérapeutique des Eaux-Bonnes dans la Phthisie Pulmonaire, br. in-8º, 1860.

Du Climat de l'Espagne, vol. in-8º, 1864.

Venise et son Climat, br. in-8º, 1865.